GRABOVOI GRIGORI PETROVIČ

METODE KONCENTRACIJE

VJEŽBE ZA SVAKI DAN U MJESECU ZA RAZVOJ SVIJESTI I DOGAĐAJA U ŽIVOTU U POVOLJNOM SMJERU, ZA POSTIZANJE PUNOVRIJEDNOG ZDRAVLJA I USPOSTAVLJANJE SKLADA S PULSOM SVEMIRA

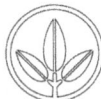

HAMBURG
2014

Jelezky Publishing, Hamburg
www.jelezky-publishing.eu
1. Izdanje
Prvo hrvatsko izdanje 2013.
2013 Hrvatsko izdanje
Dimitri Eletski, Hamburg (izdavač)
Tisak; 2013.-1, 27.06.2013. 500 komada

Dodatne informacije o sadržaju:
"SVET Centar", Hamburg
www.svet-centre.eu

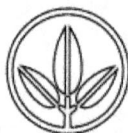

ISBN: 978-3-943110-03-6

GRABOVOI GRIGORI PETROVIČ

METODE KONCENTRACIJE

VJEŽBE ZA SVAKI DAN U MJESECU ZA
RAZVOJ SVIJESTI I DOGAĐAJA U ŽIVOTU
U POVOLJNOM SMJERU, ZA POSTIZANJE
PUNOVRIJEDNOG ZDRAVLJA I
USPOSTAVLJANJE SKLADA S PULSOM
SVEMIRA

3

VJEŽBE ZA SVAKI DAN U MJESECU ZA RAZVOJ SVIJESTI I DOGAĐAJA U ŽIVOTU U POVOLJNOM SMJERU, ZA POSTIZANJE PUNOVRIJEDNOG ZDRAVLJA I USPOSTAVLJANJE SKLADA S PULSOM SVEMIRA

Savjetujem da svaki dan posvetite vrijeme vježbama koje su navedene u nastavku. Za svaki dan u mjesecu preporučaju se tri vježbe koje odgovaraju tom danu. U ovim vježbama prikazuje se upravljanje događanjima. U tu svrhu primjenjuju se različite metode koncentracije. U procesu koncentracije stalno imajte na umu konkretan cilj koji želite postići. Cilj može biti ostvarenje željenih događaja, primjerice, izlječenje od bolesti, razvoj mehanizma za saznanje o svijetu i tako dalje. Važno je uvijek upravljati informacijama radi univerzalnog spasenja i harmoničnog razvoja. Takvo upravljanje može biti borba s uništenjem na razini informacije, jer vi obavljate posao Spasitelja.

Praktično, na razini vašeg opažanja, koncentracija se može odvijati na sljedeći način:

– Mentalno defi nirate cilj koncentracije u vidu određenog geometrijskog oblika, na primjer, sfere. Ta je sfera cilj koncentracije.

– Duhovno podešavate raspoloženje za stvaranje vama potrebnih događaja kao što to čini Stvoritelj.

– Tijekom koncentracije na razne objekte, na određene brojeve ili na spoznaju o stvarnosti kontrolirajte mjesto gdje se nalazi sfera. Voljnim naprezanjem premještajte sferu na područje vašeg opažanja koje daje više svjetla u trenutku koncentracije.

4

Predočio sam vam jednu od opcija koncentracije. U praksi možete pronaći i mnogo drugih. Vrlo su učinkoviti načini upravljanja događajima koji se temelje na razumijevanju svjetskih procesa putem koncentracije.

U prvoj vježbi za svaki dan u mjesecu stvarate koncentraciju na bilo kojem elementu vanjske ili unutarnje stvarnosti. U drugoj stvarate koncentraciju na slijed brojeva od sedam i devet znamenaka. U trećoj vježbi daje se tehnologija upravljanja događajima u usmenom obliku.

Skrećem vam pozornost na sljedeći važan trenutak. Treba razumjeti da se učinkovitost vaše koncentracije u velikoj mjeri određuje vašim pristupom prema njoj. Pokušajte se otvoriti ovom kreativnom procesu. Osluškujte kako vam vaš unutarnji glas govori kako izvršavati ove koncentracije u praksi.

Možete, na primjer, kao što sam rekao ranije, napisati brojčani niz na papiru i koncentrirati se na njega. A možete postupiti i drugačije.

U koncentraciji na niz od devet znamenaka možete si predstaviti da ste u središtu neke sfere, a brojevi se nalaze na njezinoj unutarnjoj površini. Informacija o cilju koncentracije može se naći unutar ove sfere u obliku lopte. Morate se prilagoditi onom broju od kojeg proizlazi više svjetla. Nakon prve pomisli da je neki broj iz brojčanog niza, koji se nalazi na unutarnjoj površini velike sfere, osvijetljen više od ostalih, označite taj broj. Zatim mentalno spojite unutarnju sferu koja sadrži cilj koncentracije i element percepcije u obliku broja.

U koncentraciji na slijed od sedam znamenaka možete zamisliti da su

5

brojevi smješteni na površini kocke. Na bilo kojoj od njezinih ploha.

Pritom, sukladno vašim osjećajima, možete premještati te brojke, mijenjajući njihov položaj, kako bi se postigao maksimalan učinak.

Možete postupiti i sasvim drugačije. Možete misaono povezati svaki broj s bilo kojim elementom vanjske ili unutarnje okoline. I nije nužno da ti elementi budu homogeni. Jedan broj, na primjer, možete povezati s bilo kojim drvom, a drugi s nekim osjećajem. O svemu tome odlučujete sami. Takvim pristupom simbolično izjednačujete broj s elementima stvarnosti koje ste izabrali. Kao i uvijek, ti elementi zapravo mogu biti ne samo fizički nego i psihički, to jest, vi ih možete zamišljati u vašoj svijesti.

Ove tehnike daju vam naknadne mogućnosti upravljanja. Možete mijenjati strukturu koncentracije, raspoloženje, možete preinačiti simbolično izjednačavanje brojeva prema elementima stvarnosti.

Kao rezultat toga, možete učiniti svoju koncentraciju učinkovitijom. Bit ćete u mogućnosti bolje upravljati vremenom izvršenja onoga što ste imali na umu, a to je u stvarnom životu vrlo važno.

Ondje gdje je potrebno trenutačno spasenje, vaša koncentracija treba dati trenutačne rezultate. Ako govorimo o tome kako osigurati harmoničan razvoj, ovdje faktor vremena ne mora igrati tako važnu ulogu. Odlučujuće je ovdje kako osigurati upravo harmoničnost vašeg razvoja, uzimajući u obzir sve okolnosti, a upravo to će vam omogućiti vaše koncentracije.

Tako u ovim vježbama sve treba biti individualno. Svatko mora odabrati sustav svog razvoja. Važno je imati na umu sljedeće.

Izbor sustava vlastita razvoja ne može se učiniti samo na logičan način. Naravno, sami postavljate ciljeve koje želite postići, ali u vašoj duši već postoje ranije postavljeni zadaci. Dakle, koncentrirajući se, u početku se mogu realizirati ti ranije postavljeni zadaci koji su bili zadaci duše i koji su bili zadaci ne samo vašeg razvoja, nego i razvoja ukupnog društva. Izvršavajući te zadatke, osjećate da je to ono što trebate učiniti na prvom mjestu, vi to osjećate na dubokoj unutarnjoj razini, na razini duše, na razini Stvoritelja.

I to je razlog zašto, kada govorimo o koncentracijama, govorimo prvenstveno o univerzalnoj harmoniji. Treba razumjeti da harmonija uvijek podrazumijeva, u svojstvu nužnog elementa, i element spasenja, ako situacija zahtijeva takve intervencije. Glavni je cilj harmonije osigurati takav razvoj događaja u kojem se neće pojaviti nikakve prijetnje, a, naravno, harmoničan razvoj treba učiniti takvim kako bi on bio vječan.

Tome vode već dokazane tehnike koncentracije koje sam osmislio za svaki dan u mjesecu. Koristeći ih, postići ćete tu harmoniju koja će učiniti vaš put radosnim i stalnim, te ćete moći spasiti sebe i druge i živjeti vječno.

Ovladavši tim tehnikama koncentracije, u svakoj situaciji možete primjenjivati aktivne kontrolne postupke i biti aktivni. Spoznajom dobrobiti koncentracije u vašim poslovima zapravo ostvarujete proces univerzalnog spasenja i vječnoga harmoničnog razvoja, koji vam pruža slobodu

7

koju vam je podario Stvoritelj. To stvara univerzalni kreativni razvoj zajedno s vašom istinskom srećom.

Vježbe koncentracije dane su za 31 dan. Ako radite ove vježbe, primjerice, u veljači, u mjesecu koji ima 28 dana, nakon tih 28 dana prijeći ćete na vježbu za prvi dan ožujka. To jest, dan u mjesecu s popisa vježbi treba se uvijek podudarati s onim danom u mjesecu koji je u danom trenutku naveden u kalendaru. Vježbe koncentracije možete izvoditi u bilo koje doba dana. Broj vježbi koncentracije tijekom dana i njihovo trajanje možete sami odrediti. Preporučljivo je sustavno provoditi vježbe koncentracije i prije važnih poslova.

Ako vam se prva vježba bilo kojeg dana učini složenom, možete je preskočiti i obaviti druge dvije. Rezultat će se u svakom slučaju pokazati, a s vremenom sve veći broj vježbi pod prvim brojem postat će za vas još razumljivijim i lakšim. Dakle, radite ono što znate i ono što vam se sviđa.

A sad prijeđimo na same vježbe.

1. Dan

1. Prvog dana u mjesecu izvodi se vježba koncentracije na desno stopalo. Ova koncentracija povezuje vas s referentnom točkom u vanjskom svijetu. Vi se mentalno podupirete nogama o Zemlju. Zemlja je u vašem umu nosivi oslonac.

Upravljanje u sustavu potpunog oporavka temelji se na činjenici da je referentna točka ujedno i uporište i mjesto stvaranja. A budući da je također mjesto stvaranja, koristeći ovu vježbu koncentracije, možete odmah razviti svijest.

Shvaćate da su na istom principu, na kojem na Zemlji sve raste i razvija se, nastale, na primjer, biljke te čak i materija vašeg vlastitog tijela, a na istom principu možete graditi bilo koju vanjsku stvarnost. Razumijevanje toga temelj je ove koncentracije.

Međutim, tijekom provedbe koncentracije ne morate misliti na taj duboki mehanizam. Vi se možete samo koncentrirati na stopalo desne noge i time predstavljati u svijesti taj događaj koji vam je potreban. Taj mehanizam za izgradnju stvarnosti koji sam upravo spomenuo radit će automatski. I dobit ćete željeni događaj na harmoničan način. Jer ovo upravljanje istovremeno osigurava i harmonizaciju događaja.

Ovu vježbu možete izvesti nekoliko puta dnevno.

2. Koncentracija na sedmeroznamenkasti brojčani niz **1845421**

na deveteroznamenkasti brojčani niz **845132489**

3. Tog dana trebate se koncentrirati na Svijet, na sve predmete Svijeta i osjetiti da je svaki predmet Svijeta dio vaše osobnosti. Osjetivši to, osjećat ćete kako vas povjetarac svakog predmeta Svijeta navodi na rješenje. A kad osjetite da svaki predmet ima česticu vaše svijesti, uvidjet ćete tu harmoniju koju nam je darovao Stvoritelj.

2. Dan

1. Tog dana izvodi se koncentracija na mali prst na desnoj ruci. Kao i u prethodnom slučaju, koncentrirajući se na mali prst na desnoj ruci, istovremeno imajte na umu događaj ostvarenje kojeg želite postići.

Ovu vježbu možete izvesti nekoliko puta dnevno. I to u intervalima koje ćete smatrati povoljnima. Možete započeti novu koncentraciju nakon 20 sekundi, a možete za sat ili više. Možete izvesti jednu ili dvije koncentracije na dan, ili pak deset ili više. I trajanje svake koncentracije možete izabrati sami.

Oslonite se na svoj unutarnji osjećaj, na intuiciju. Naučite kako osluškivati svoj unutarnji glas i čuti ono što vam govori. Gore navedeno vrijedi za sve vježbe.

U principu, prilikom izvođenja ove vježbe ne morate biti nepokretni. Možete svojim malim prstom desne ruke dodirivati nešto, nečeg se doticati. To nije bitno. Postupite kako vam je draže.

10

Ovdje je važno sljedeće. Općenito, imate mnogo spoznajnih elemenata. Uz ovaj mali prst imate još devet drugih prstiju i mnoge druge dijelove tijela. Međutim, od mnogo spoznajnih elemenata trenutačno se trebate usredotočiti na samo jedan, na mali prst na desnoj ruci. To usklađuje upravljanje. Upravljanje postaje harmonično.

2. Sedmeroznamenkasti niz: **1853125**
deveteroznamenkasti niz: **849995120**

3. Drugog dana u mjesecu trebate ugledati harmoniju Svijeta u vezi sa sobom. Morate stvoriti ovaj Svijet tako kako je ovaj Svijet stvorio Stvoritelj. Promotrite Svijet i ugledat ćete nekadašnju sliku. Promotrite Svijet i ugledat ćete buduću sliku. Promotrite Svijet i ugledat ćete tko ste sada u tom Svijetu. To će biti Svijet uvijek i zauvijek.

3. Dan

1. Treći dan u mjesecu vježba koncentracije izvodi se na biljkama. Biljka može biti fi zička, tj. takva kakva postoji u vanjskoj stvarnosti. Tada tijekom koncentracije možete čak gledati u nju ili možete predočiti biljku u mislima. Tada se usredotočite na njezin izgled.

U ovoj se koncentraciji koristi metoda odraza. Njezina bit je u sljedećem. Koncentrirajte se na odabranu biljku, možete zamišljati kako se u svjetlu refl ektiranom od biljke formira željeni događaj. Bolje je čak reći da ne samo da zamišljate taj događaj, nego ga stvarno vidite, stvarno ga gradite. Izgrađen putem takvog upravljanja, događaj postaje harmoniziran. Tome pomaže i to da biljka na ovom svijetu u velikoj mjeri već postoji harmonično.

2. sedmeroznamenkasti niz: **5142587**
deveteroznamenkasti niz: **421954321**

3. Pogledajte svijet koji vam je potreban, dođite do njega i proširite ga. Pogledajte ga očima očevica. Približite mu se i stavite ruke na njega i osjetit ćete toplinu koja se širi od vašeg Svijeta. Privinite ga sebi i pogledajte u Stvoritelja. Pogledajte kako vam on govori i što vam savjetuje. Možete to znanje usporediti sa svojim i dobiti vječni Svijet.

4. Dan

1. Ovog dana koncentrirate se na kristale ili kamenje. Možemo uzeti i zrno pijeska. Pretpostavimo, primjerice, da ste odabrali bilo kakav kamen. Zatim, koncentrirajući se na kamen, zamišljate oko njega određenu sferu. To je sfera informacije. Vi mentalno vidite kako se u ovoj sferi nalaze svi događaji koje trebate. Naprosto polažete u tu sferu događaje koji su vam potrebni. Tako se ostvaruje upravljanje vršeći vježbu ove koncentracije.

2. sedmeroznamenkasti niz: **5194726**
deveteroznamenkasti niz: **715043769**

3. Imajte tu perspektivu stvarnosti koju vam daju metode. Metode trebaju biti harmonične. Prva metoda treba slijediti iz druge, baš kao što druga metoda slijedi iz prve. Hodajući ulicom vidjet ćete da svaki sljedeći korak proizlazi iz prethodnog. Možete ustati iz sjedećeg položaja i vidjet ćete da svaki pokret može biti raznolik. On može proisteći iz prethodnih akcija, a iz njega samog može se dobiti sljedeća akcija. Dobit ćete Svijet kao da je oduvijek bio kontinuiran, kao da se svaki pokret ovog Svijeta tiče samo vas kao jedne osobe.

Kada ste dobili tu monolitnost Svijeta, koja vam omogućuje konkretne metode upravljanja u ovom Svijetu i ovim Svijetom, tada će vaš Svijet biti posvuda i vi ćete doći do njega, uzet ćete ga u ruke i vaše će ruke biti taj svijet koji drži vaš Svijet. I vidjet ćete da se dotičete vječnog Svijeta sa Svijetom svih svjetova, i on će biti jedinstven za sve, i to će biti kolektivni Svijet koji ste izabrali i koji je svatko izabrao. Učinite ga takvim da bude savršen za sve i savršen za vas. Savršenost ne treba biti razdvojena. Trebate vidjeti savršenost svih i vas u jedinom vašem Svijetu, kao i u jedinom Svijetu za sve.

5. Dan

1. Peti dan u mjesecu treba se koncentrirati na elemente stvarnosti koji nastaju kao rezultat vaše interakcije s drugim elementima stvarnosti. Dopustite mi da objasnim što to znači.

Kada obraćate pozornost na bilo koji predmet, vi na taj način, u cjelini, koncentrirate vašu svijest na taj predmet. Zbog kontakta s vama taj predmet, taj element stvarnosti, ima određeni stupanj vaše koncentracije i određenu količinu vašeg znanja. Dio informacija dobiven od vas i nešto od vašeg stanja ovaj predmet pak predaje drugim elementima stvarnosti. Isto tako, na primjer, svjetlost Sunca, padajući na različite predmete, dijelom se refl ektira od njih i već osvjetljava neke druge objekte.

13

Dakle, kad ste pogledali u bilo koji predmet, on je nakon toga, to jest nakon interakcije s vama, već predao nešto od sebe samog u vanjsko okruženje. Dakle, vaš je zadatak da pomislite i otkrijete da svaki element stvarnosti predaje u vanjsko okruženje nešto od sebe samog. Možete se, naravno, zaustaviti na jednoj stvari. Vi se koncentrirate na to i istovremeno zamišljate željeni događaj. Takva je metoda. Njezina je značajka u tome da do provedbe željenog događaja dovodi koncentracija, da tako kažemo, na sekundarni element koji ste otkrili.

Dakle, logičkim mišljenjem ili vidovitošću, ili pak bilo kojom drugom duhovnom metodom, otkrivate da upravo izabrani element stvarnosti, nakon interakcije s vama, predaje nešto vanjskom okruženju. Koncentrirajući se na tu posljedicu, taj sekundarni element stvarnosti, istovremeno zamišljajući željeni događaj, postižete njegovu realizaciju.

2. sedmeroznamenkasti niz: **1084321**
deveteroznamenkasti niz: **194321054**

3. Kada vidite nebo, znate da postoji zemlja. Kada vidite zemlju, možete pomisliti na nebo. Ako ste pod zemljom, nebo postoji iznad nje. Ove jednostavne istine moraju biti izvor vječnoga Svijeta. Spojite nebo sa zemljom i uvidjet ćete da sve što je pod zemljom može biti i iznad zemlje. Pođite ususret svom duhu i pronađite uskrsle ondje gdje jesu. Dovedite beskonačnost istini Svijeta i vidjet ćete da je Svijet beskrajan. A kada to uvidite, vidjet ćete Stvoritelja istinskog, vidjet ćete pravog Stvoritelja, jer on vam je dao nešto, i vi ćete stvarati tako, kako je On stvorio. On se nalazi vrlo blizu vas. On je vaš prijatelj, on vas ljubi. Morate pružiti ruke prema njemu i stvarati tako kako on stvara. Vi ste njegovo

14

djelo, i vi ste stvaratelj. Samo Stvoritelj-stvaratelj može stvoriti stvaratelje. Morate biti u harmoniji sa svojim Stvoriteljem. Morate biti otvoreni za njega i trebate biti vječni u svim svojim pojavnim oblicima, u svim svojim stvaranjima. Sve što želite popraviti uvijek možete popraviti. Sve što želite stvoriti možete stvoriti na mjestu gdje se nalazite i tada kada to zaželite. Za usavršavanje postoji Vječnost. Vječnost se umnožava djelima Stvoritelja. Vi ste onaj kojeg je u vama ugledao Stvoritelj, kojeg je on stvorio u vama. Ali, vi ste i onaj koji želi da se Stvoritelj utjelovi sa svojim djelima u toj beskonačnosti, u kojoj vidite sami sebe. Stvoritelj koji je prisutan u vama je Stvoritelj koji se pokreće zajedno s vama u svakom vašem djelovanju. Obraćajte mu se i imat ćete harmoniju.

6. Dan

1. Ovog dana izvodi se vježba koncentracije čija se bit može formulirati na promjene u strukturi svijesti prema snazi koncentracije s obzirom na percepciju udaljenih objekata.

Ova vježba koncentracije pogodna je kada želite da se potreban događaj dogodi na određenom mjestu. Zatim morate koncentrirati svijest upravo na to područje.

Ova metoda može se uspješno primijeniti i u slučaju kada vi, s druge strane, ne želite ostvarenje neke situacije na određenom mjestu, ako je ona za vas nepovoljna. U tom slučaju trebate rasformirati negativnu informaciju. Rasformirati – to znači defokusirati, dekoncentrirati svijest na danom mjestu. Razrjeđenje koje se samim tim pojavilo dovodi do neostvarenja nepovoljne situacije.

Ostvarenje željenog događaja na odabranom mjestu može se dobiti putem koncentracije svijesti na račun udaljenih elemenata vaše svijesti. Već smo ranije objasnili ovaj način upravljanja. Kod njegove primjene koristite elemente svijesti koji su odgovorni za percepciju udaljenih objekata. Pritom možete uočiti stvarne fizičke predmete, udaljene, kako ih vidite običnim okom, ili možete udaljene objekte predočiti u mislima. U jednom i u drugom slučaju koristite udaljene elemente vaše svijesti. I ako pritom u svijesti utvrđujete događaj koji želite realizirati na određenom mjestu, onda će se to ondje i dogoditi.

Dakle, bit ove metode je takva. Informacija u udaljenijim područjima vaše svijesti bolje se obrađuje i tim se potpunije ostvaruje željeni događaj, a događaj će se dogoditi na potrebnom mjestu.

U odnosu na destruktivne sile može se primjenjivati metoda defokusiranja. Defokusirajući svoju svijest, možete toliko razrijediti negativnu informaciju da se ona u stvari već prestaje percipirati, kao da je uopće nije ni bilo.

2. sedmeroznamenkasti niz: **1954837**
deveteroznamenkasti niz: **194321099**

3. Gledajući na Svijet kao da se preokrenuo, uvijek biste trebali biti svjesni da je bilo koji preokrenuti, bilo koji odijeljeni ili stisnuti Svijet uvijek Svijet jedinstva, sklada i dobrote. Morate shvatiti da iza svega preokrenutog i višeznačnog ili nečega što nije karakteristično stanje Svijeta uvijek stoji Božja milost i da ste uvijek bili vječni i vječni ćete i ostati, i nikakva struktura, nikakva informacija neće promijeniti tu Božju volju.

16

7. Dan

1. Sedmi dan u mjesecu trebate se koncentrirati na jako udaljena područja svijesti. U praksi se s njima nosimo kada gledamo udaljene oblake ili udaljene predmete, recimo, drveće ili njihovo lišće.

Za materijalizaciju bilo kakvog objekta ili za ostvarenje nekog događaja potrebno je obraditi velike količine informacija. Jako udaljena polja svijesti omogućuju vrlo brzu obradu informacija. Stoga, što udaljenija područja svijesti koristite, tim bržu obradu informacija možete ostvariti.

Poznavanje ovih činjenica na sljedeći se način koristi u ovoj metodi. Gledate oblak običnim okom ili ga možete vidjeti u mislima i istovremeno u svojoj svijesti graditi željeni događaj upravo na ovom tom ili na listiću, ako gledate udaljeni list. Na temelju korištenja u ovom slučaju jako udaljenih polja svijesti možete brzo postići željeni rezultat.

U tom slučaju ostvarenje događaja zbiva se na harmoničan način, jer oblak ne može uništavati, baš kao ni list.

Oni ne mogu učiniti nekome štetu. Kao rezultat toga, željeni događaj zbiva se harmonično.

2. sedmeroznamenkasti niz: **1485321**
deveteroznamenkasti niz: **991843288**

3. Možete vidjeti da se Svijet razvija prema slici i statusu vaših djelovanja u uzajamnom djelovanju s

17

Božjom voljom. Možete vidjeti da je svijet stvaranje koje su svi prizna-li, i kada želite promijeniti Svijet prema svojim poslovima, dovest ćete svoje poslove do ukupne milosti te će se vaši poslovi potvrditi, vaše će zdravlje ojačati i nastupit će sveopća milost. Sveopća milost – to je čin Svijeta, vodeći vas u kraljevstvo Božje i dovodeći do univerzalnog života i vječnog života pojedinca.

8. Dan

1. Ovog dana možete naučiti upravljati koncentrirajući se na posljedice događaja.

Zamislite da sjedite uz jezero i gledate kako prolazi brod. Ispred njega voda je mirna, a iza njega stvaraju se valovi. Valovi su posljedica kre-tanja broda.

Pogledajmo list koji raste na stablu. Taj list može se promatrati kao pos-ljedica postojanja stabla.

Naoblačilo se i na zemlju su pale prve kapi kiše. Kapi kiše mogu se pro-matrati kao posljedica postojanja oblaka.

Bezbroj sličnih primjera nalazi se svuda oko nas. Možete uzeti bilo koju pojavu i koncentrirati se na jednu od njezinih posljedica. U tom slučaju u svijesti držite željeni događaj, i on se zbiva.

Ova metoda upravljanja vrlo je učinkovita. Uz njezinu pomoć možete promijeniti i prošle događaje.

2. sedmeroznamenkasti niz: **1543218**

deveteroznamenkasti niz: **984301267**

3. Vidite da beskrajna linija broja osam spaja u sebi svjetove koje ste već susreli u prethodnih sedam dana. I kada se vaš Svijet ujedini sa svim svjetovima, vidjet ćete da ste toliko radosni u svojoj duši koliko je raznolik Svijet. Prihvaćajući svaku česticu Svijeta kao univerzalnu radost, vidjet ćete da je radost vječna, isto kao što je vječno blagostanje, i u tom statusu sveukupne radosti podići ćete ruke i vidjet ćete obećanje Božje milosti, koja vas priziva u Vječnost. Vidjet ćete Vječnost ondje gdje se nalazi. Vidjet ćete Vječnost ondje gdje je nema. Vidjet ćete Vječnost ondje gdje je uvijek bila, i bit ćete stvoritelj Vječnosti ondje gdje je nema iz perspektive drugog. Kad budete vidjeli i stvarali Vječnost, bit ćete vječni uvijek, u svemu, u bilo kojoj vječnosti te u svakom svijetu. Vi ste stvoritelj po slici i prilici i Vječnost stvara vas po slici i prilici. Stvarajući vječnost, stvarate samog sebe. Stvarajući samog sebe, stvarate Vječnost, isto kao što Vječnost može stvarati drugu Vječnost i isto kao što je Stvoritelj stvorio sve odjednom.

9. Dan

1. Devetog dana mjeseca provodite koncentraciju koja se može nazvati koncentracijom na jako udaljena područja svijesti u najbližim točkama vaše svijesti. To jest, ova metoda koncentracije leži u činjenici da najudaljenije dijelove vaše svijesti prenosite u najbliže.

Osim toga, ovaj prijenos trebao bi se ostvariti tako da vaša percepcija bude jednaka neovisno o tome je li riječ o najudaljenijim, odnosno

19

najbližim područjima svijesti. U tom slučaju možete dobiti jedinstveni impuls za izgradnju svakog elementa Svijeta. I kada to postignete, postat ćete stručnjak u upravljanju. Budući da će vam tada biti dovoljno da budete u stanju duhovnog raspoloženja da bude sve u redu, da je sve dobro, bit će dovoljno da jednostavno imate takvu želju, i sve će upravo tako biti.

Ovaj jedinstveni impuls o kojem sam govorio razvija posebno duhovno stanje. To stanje nije u potpunosti povezano s razmišljanjem, jer razmišljanje kao takvo u ovom stanju i ne mora postojati. Ono naprosto može biti raspoloženje, na primjer, prema dobrom za stvaranje ili uspostavljanje harmonije. I prisutnost takvog raspoloženja u ovom stanju naprosto već dovodi do povoljnog razvoja događaja.

Naglašavam da ova metoda koncentracije izdvaja poseban oblik percepcije. Percepcija je u vašoj svijesti, percepcija je dio vaše svijesti, a vi je posebno strukturirate da funkcionira kao što sam rekao.

Navedena metoda koncentracije dotiče duboka pitanja upravljanja na temelju svoje svijesti.

2. sedmeroznamenkasti niz: **1843210**
deveteroznamenkasti niz: **918921452**

3. Vidjevši Svijet kao vrlo duboku bit svemira, vidjet ćete da sve što postoji u prirodi, da svatko tko postoji u prirodi, na primjer, biljka, osoba, životinja, svaka molekula, ili ono što još ne postoji ili je stvoreno ranije, ima jednu zajedničku osnovu Boga koji je objelodanio mehanizam za

20

stvaranje svega.Vidjevši kako se sve stvara, stvarat ćete sve. Dođite do toga preko načela svojeg „ja". Dođite do toga kroz dubinu svojeg „ja", i vidjet ćete kako se vaše „ja" razvija zajedno s cijelim svemirom, kako vaše „ja" raste i pretvara se u Svijet. Vi – to i jest Svijet. Vi – to i jest stvarnost. Pogledajte to očima cijelog Svijeta, pogledajte to očima svih, pogledajte to vlastitim očima i vidjet ćete da vaša duša – to i jesu vaše oči. Pogledajte dušom i vidjet ćete Svijet onakvim kakav on jest, i vi ga možete popraviti tako kako ga i treba popraviti, i vidjet ćete Svijet takvim kakvim se trebate koristiti kako bi se postigla Vječnost. Vi ćete uvijek znati put kada budete gledali Svijet od sebe, iz sebe i izvan sebe.

10. Dan

1. Ovog dana vježbate koncentraciju čija se bit može izraziti istovremenom koncentracijom na sve objekte vanjske stvarnosti koje obuhvaćate tijekom jednog jedinog impulsa percepcije svih tih objekata.

Pripremate se kako biste dostupne objekte vaše percepcije istovremeno prihvaćali jednim jedinstvenom trenutkom percepcije. Kao rezultat takve trenutačne percepcije trebali biste uvidjeti sve ove vanjske objekte.

Naravno, u početnoj fazi moguća je djelomična percepcija informacija o svim predmetima. Gledajte na to mirno. U stvarnosti, cilj vašeg rada jest najveća moguća percepcija svih objekata. Tijekom vremena moći ćete ovladati takvim sposobnostima.

Međutim, čak i u ranoj fazi trenutačne percepcije okolnih objekata dobit ćete barem neke informacije o svakom od njih. Primjerice, barem pojam

21

o tome da ti objekti negdje postoje.

Općenito govoreći, da bi se dobila informacija o objektu, dovoljno vam je pronaći željenu točku koncentracije i pripremiti se. Tada možete ići na bilo koji objekt. Možete dobiti pristup svim razinama upravljanja. I budući da u ovoj metodi koncentracije istovremeno učite prihvaćati velik broj objekata, ova će vam praksa omogućiti da odjednom uprav ljate velikim količinama podataka.

Kao konkretan primjer mogu vam navesti rezultat ove prakse. Pretpostavimo da je ispred vas računalo. Zatim, samo jednim pogledom na njegov vanjski izgled, već ćete znati kako upravljati tim računalom i što je općenito, u načelu, moguće dobiti koristeći se njime.

Ovdje navedeni način koncentracije omogućuje vam da dobijete informacije od bilo kojeg objekta, jer putem ove prakse možete naučiti upravljati bilo kojim objektom informacije. Pritom, pristup upravljanju može biti logičan, odnosno bezuvjetan, to jest na duhovnoj razini.

Dakle, za vježbe pod prvim brojem dao sam vam vježbe koncentracije za prvih deset dana u mjesecu. U načelu, daljnje koncentracije mogli biste već do kraja mjeseca naći sami. To se može učiniti na temelju uzročno-posljedičnih veza u području informacije. Ono što već znate, mogli biste dalje razvijati s obzirom na sav posao sa stajališta fundamentalnog upravljanja. Ja ću, međutim, produžiti izlaganje o tim koncentracijama, ali ću sada to učiniti kraće.

2. sedmeroznamenkasti niz: **1854312**

deveteroznamenkasti niz: **894153210**

Sjedinjenje dva broja: jedinice i novog broja nula dovelo je do toga da ste ugledali Svijet izvorno takvim kao da je nula već prisutna u broju jedan. Kada pogledate jedinicu, i povećavate je na deset dodavanjem nule, izvodite radnju. Dakle, vaša radnja i vaše djelovanje na ovom principu trebalo bi biti harmonično. Trebali biste vidjeti da svaka vaša radnja bitno može povećati, kvantitativno i kvalitativno, svaku vašu manifestaciju. Vi ste manifestacija Svijeta. Uskladite ga s onim što vidite. Motrite na sebe i svoje misli. Trebali biste biti ondje gdje jeste, morate biti ondje gdje vas nema. Morate biti svugdje, zato što ste tvorac i stvaratelj. I vaša harmonija treba vas dovesti do Vječnosti. Uskrsnuće – to je element Vječnosti. Besmrtnost – također je element Vječnosti. Za sebe morate pronaći istinsku Vječnost, gdje su besmrtnost i uskrsnuće samo osobni slučajevi ove Vječnosti. Morate biti stvoritelj svih i svega. A što slijedi za uskrsnućem i besmrtnošću, za istinskom besmrtnošću, trebali biste znati i jasno razumjeti. Istinska besmrtnost rađa sljedeći status Vječnosti, sljedeći status Svijeta i sljedeći status pojedinca.

Morate biti spremni za to i uvijek znati da drugi zadaci, zadaci Vječnosti, koji prethode vama i koje ste si zadali, rađaju nove svjetove koje gradite u svojoj svijesti, i ovaj Svijet, kao što i jedinica i nula daju deset, ovaj Svijet jest ono što ćete imati kada budete vječni, budući da ste već vječni. Vaša besmrtnost leži u vama samima. Vi ste već vječni i besmrtni, samo trebate to osvijestiti. Prijeđite na tu razinu putem razumne akcije, kao što je povezivanje jedinice s nulom, i vi ćete dobiti tu besmrtnost u svakoj vašoj akciji, u svakoj vašoj manifestaciji, na svakom vašem koraku.

23

11. Dan

1. Jedanaestog dana u mjesecu koncentrirajte se na pojave u kojima se očituju interakcije životinja i čovjeka. Primjerice, u vašoj kući živi pas, mačka ili bilo koja ptica, recimo, papiga.

Razmislite o tome koje je dublje značenje te interakcije, tih kontakata, te komunikacije. To je tako s naše točke gledišta, a s njihove točke gledišta? Shvaćanje vaše strane percepcijskog procesa i mišljenja drugih sudionika u interakciji omogućit će vam da uđete u upravljačku strukturu cjelokupne stvarnosti.

2. sedmeroznamenkasti niz: **1852348**
deseteroznamenkasti niz: **561432001**

3. Kao što ste povećali jedinicu deset puta dodajući jednu okruglu brojku nula, sljedeći broj dobit ćete dodavanjem jedinici broja jedan. Broj 11 personifi kacija je Svijeta, koji je unutar vas i koji je vidljiv svima. Vi ste taj entitet koji je uvijek vidljiv svima te svatko može dobiti vaše harmonično iskustvo, ono koje je proizvod vašeg razvoja. Podijelite svoje iskustvo i primit ćete vječni život.

12. Dan

1. Ovog dana možete se koncentrirati na pojave u kojima se može pojaviti pitanje uspostave cjeline. Primjerice, guska ili labud izgubili su pero. U tom slučaju trebali biste se koncentrirati na to što bi se moglo učiniti da se ono vrati natrag na svoje mjesto. Kako bi se to moglo ost-

variti? To jest, trudite se shvatiti kako bi se mogla stvoriti ili ponovno stvoriti jedinstvena cjelina.

Ili, recimo, još jedan primjer: sa stabla je pao list. Što učiniti da bi ga se vratilo natrag na svoje mjesto i da bi stablo zajedno s njim ponovno bilo u svom izvornom obliku?

Ovo je koncentracija na prikupljanje pojedinih elemenata stvarnosti u koherentnu cjelinu, što je njihova norma. Praksa u takvoj koncentraciji jest upravljanje.

U ovoj koncentraciji, kao i u mnogim drugima, kao objekt možete promatrati sami sebe. Možete obnoviti bilo koji svoj organ. Jednom mi se obratila žena s molbom. Tijekom operacije morali su joj izvaditi maternicu. Možete razumjeti kako je to važno pitanje. Primijenio sam načela i metode koje sad i vi znate, a sada ova žena opet ima zdravu maternicu.

2. sedmeroznamenkasti niz: **1854321**
deveteroznamenkasti niz: **485321489**

3. Sjedinite se sa Svijetom u njegovu omotaču, s time kako ga prihvaćate u svojim djelima, i vidjet ćete da su vaše radnje ta bit Svijeta, koji harmonizira s vama svugdje i uvijek.

Poslavši vam milost Božju, vidjet ćete da je Gospodin od vas htio jedinstvo. U razvoju je jedinstvo s Gospodinom. U razvoju božanskog, istinito i stvaralačko jedinstvo dolazi u svakom trenutku vašeg kretanja. Krećete se i razvijate u smjeru Vječnosti, i to će zauvijek biti vaše jedinstvo sa Stvoriteljem u vašem vječnom razvoju. Vječnost života – to je istinsko jedinstvo sa Stvoriteljem.

13. Dan

1. Trinaestog dana u mjesecu trebate se usredotočiti na diskretne, pojedine elemente bilo kojeg objekta stvarnosti.

Pretpostavimo da odaberete neki predmet. To može biti, na primjer, kamion, palma, kamen. Nije važno kakav je to predmet. Važno je da u odabranom objektu svjesno izdvojite neke od njegovih dijelova. Kamion se, primjerice, može sastojati od mnogo odvojenih dijelova.

Podsjetit ću vas da na taj način možete postupiti sa svim oblicima koji nemaju ljudski oblik. S čovjekom se tako ne smije postupati. Čovjek se mora uvijek prihvaćati u cjelini. To je zakon.

Ako ste odabrali objekt koji nije čovjek, već nešto drugo, primjerice taj isti kamion, onda možete zamisliti da se sastoji od posebnih dijelova. Dakle, vaš zadatak ovdje jest pronaći veze koje postoje između pojedinih dijelova. A kad budete pronašli ove veze i istovremeno imali na umu željeni događaj, kao što je liječenje nekoga ili sposobnost stjecanja vidovitosti, postići ćete realizaciju ovog događaja. Na taj način možete usavršiti svoje sposobnosti upravljanja.

2. sedmeroznamenkasti niz: **1538448**

deveteroznamenkasti niz: **154321915**

3. Vidjet ćete osobe koje su stvarale Svijet prije vas. Vidjet ćete mehanizme koji su stvarali Svijet prije vas. Vidjet ćete Svijet koji je bio prije vas. I osjetit ćete da ste uvijek bili, i taj osjet prenesite u te osobe i tim osjetom stvarajte te mehanizme. I vidjet ćete da je sve oko vas reproducirano umjetno ili stvoreno prirodno, da je sve to Stvaratelj. On vas je utjelovio u tome što vi vidite. Vaše utjelovljenje – to i jest taj Svijet koji se stvara. Tako ćete moći naći bilo koju tehnologiju duhovnog, intelektualnog i kakvog god želite, ali uvijek stvaralačkog razvoja. Gledajte na razvoj kao na ravnopravni razvoj koji je svugdje razvoj bilo kojeg dijela stvarnosti i bilo kojeg objekta informacije i vidjet ćete tu bit koja je vaša duša, vaša osobnost i vaš Stvoritelj. Individualnost Stvoritelja i njegovo stvaranje svih osnova je harmonije Svijeta koja je svojstvena svima, uvijek je tu i svugdje je razumljiva. Stvoritelj, stvorivši vas pojedinačno i samo vas, stvorio je sve odjednom. Tako i vi stvarajte Svijet pojedinačno i istodobno za sve i za sva vremena i prostranstva.

14. Dan

1. Tog se dana u mjesecu koncentrirate na pokretne objekte oko sebe. Promatrajte ih i zapitajte se: zašto se oblak kreće? Zašto pada kiša? Zašto ptice mogu letjeti? Zašto se sve ovo događa? Pokušavate pronaći smisao informacije svakog događaja.

Kada se koncentrirate tako da istovremeno imate na umu željeni događaj, onda se to ostvaruje, a istovremeno se usavršavate u majstorstvu upravljanja.

2. sedmeroznamenkasti niz: **5831421**

deveteroznamenkasti niz: **999888776**

3. Toga dana morate vidjeti svoje ruke kao ruke koje odražavaju svjetlo života. Toga dana morate vidjeti svoje prste kao prste koji odražavaju svjetlo ruku. Toga dana pogledajte svoje tijelo koje svijetli jarkim svjetlom Stvoritelja, koje svijetli jarkim svjetlom ljubavi, dobrote i zdravlja za sve, koje svijetli blistavim svjetlom mog Učenja o vječnom životu. Toga dana možete osjetiti ovo Učenje o vječnom životu, moje Učenje i obratiti mi se u mislima. Možete mi se obratiti i svaki drugi dan i u bilo kojem drugom stanju i možete uvijek moliti za ono što želite kako biste dobili vječni život i sveukupno stvaranje.

Obratite mi se i dobit ćete pomoć. Možete se obratiti i sebi i samostalno saznati što ste dobili od mene. Možete vidjeti ta znanja i primijeniti ih i pokazati drugima. Toga dana možete biti u skladu sa mnom, kao što možete biti u skladu sa mnom u bilo kojem od prethodnih dana i sve naknadne dane. A u one dane kada se vrijeme ne mjeri vremenom i prostorom, vi se uvijek možete obratiti meni i uvijek ćete se moći obratiti za pomoć, s molbom za razgovor, s molbom u vezi sa događajem ili samo zato da mi se obratite. Vi ste slobodni kao što ste uvijek bili slobodni.

Uzmite to kao pravilo, proširite to pravilo na druge i primit ćete vječni život ondje gdje sam ja. I vi ćete dobiti vječni život ondje gdje ste vi. Vi ćete primiti vječni život ondje gdje su svi. I primit ćete Vječnost ondje gdje je sve i uvijek je tu. I ovaj princip će biti vjerodostojan i istinit za sve, i on već jest istinit i vjerodostojan za sve, a vi ste taj koji ste u Vječnosti, jer vi već i jeste Vječnost.

15. Dan

1. Drugi dan u mjesecu prakticirali ste koncentraciju na mali prst na desnoj ruci. Petnaestoga dana možete u tu svrhu koristiti bilo koji drugi dio vašeg tijela, primjerice, druge prste ili nokte ili nešto drugo po vašem izboru. Nadalje, koncentracija se izvodi na isti način kao što sam objasnio za drugi dan.

2. sedmeroznamenkasti niz: **7788001**
deveteroznamenkasti niz: **532145891**

3. Ovoga petnaestog dana u mjesecu možete osjetiti tu Božju milost, koju je dodijelio Univerzalni um koji je i sam zahvalan Bogu za svoje stvaranje. Za stvaranje svakog elementa i za stvaranje takvog njegovog statusa što može ponovno stvarati Svemir, jer Bog je prisutan svugdje. I prema ovom načelu osjećat ćete zahvalnost biljke i životinje prema vama, osjetiti zahvalnost druge osobe i osjetiti njihovu ljubav. I vidjet ćete da ih volite. U ljubavi je stvaranje, dobrota i ona sve prožima. I zajednička ljubav, koju svi mogu dosegnuti i koja dostiže sve – to i jest Stvoritelj koji je utjelovio Svijet u vašoj pojavnosti.

Vi i jeste pojavnost ljubavi Stvoritelja, jer on i jest ljubav u odnosu prema vama. Vi ste izvorno primili dar Stvoritelja, a vi ste on, vi ste stvaratelj, jer vas je stvorio Stvoritelj, Bog vječni, sveobuhvatni, i idite tamo gdje on jest, jer on jest svugdje. I idite tamo kamo on zove, jer on zove svugdje. On je ondje gdje ste vi, on je svugdje gdje se nalazite vi, u kretanju Stvoritelja, vi ste personifi kacija njegove vječnosti. Idite prema brigama Stvoritelja, on je stvorio vječni Svijet u ukupnom zajedničkom razvoju, i vidjet ćete da je Svijet stvoren kao vječan, i vidjet ćete da Svijet utjelovljuje vječnog vas. Vi ste stvaratelj, koji stvara vječnost, i

29

Stvoritelj vas je stvorio vječnim u stvaranju vječnog Svijeta.

16. Dan

1. Ovoga dana koncentrirajte se na elemente vanjske stvarnosti s kojima vaše tijelo dolazi u kontakt.

Od djetinjstva prisjećamo se iznimne izreke: "Sunce, zrak i voda naši su najbolji prijatelji". U ovoj koncentraciji pokušavate ostvariti interakciju s tim našim prijateljima.

Koncentrirate se na toplinu koju vam daju zrake sunca koje padaju na vas. Osjećate njihov dodir, osjećate toplinu koju vam daju.

Osjećate lagani povjetarac koji vas obavija. Možete osjetiti njegovo pirkanje. Ili to mogu biti i jaki udari vjetra. To može biti i potpuno nepomičan zrak. I ako je jako vruće i visoka vlažnost, osjećate istovremeno i toplinu, i zrak, i vlagu na svojim obrazima.

Možete doživjeti osvježavajući učinak vode kada se umivate, tuširate ili plivate.

Ove koncentracije možete izvoditi i u hladno zimsko vrijeme kad vam je samo lice nepokriveno. No, za topla vremena, osobito ljeti na plaži, vaše tijelo može uživati u kontaktu sa suncem, zrakom i vodom. Ovdje možete dodati i kontakt sa zemljom. Ove koncentracije vrlo su važne. U njima ulazite u svjesnu interakciju sa stihijom.

30

To, naravno, možete vježbati svaki dan.

Ako tijekom koncentracija istovremeno imate na umu željeni događaj, postići ćete njegovo ostvarenje.

2. sedmeroznamenkasti niz: **1843212**
deveteroznamenkasti niz: **123567091**

3. Osjetite harmoniju ondje gdje se ona nalazi, a ona se nalazi svugdje i uvijek. Ovo je harmonija Stvoritelja. Osjetite harmoniju ondje gdje se ona nalazi i gdje će se nalaziti. Ovo je harmonija vašeg razvoja. Osjetite harmoniju ondje gdje se ona nalazi, gdje je bila i bit će, ondje gdje je nema i ondje gdje će biti uvijek. To je harmonija promjene. To je harmonija transformacije. To je transformacija u vječni život. Dođite samome sebi posvuda, i osjećajte tu harmoniju posvuda, i vidjet ćete kako će se od vaše harmonije pokretati val radosti i ljubavi. A vidjet ćete da stvarate Svijet zauvijek harmoničnim u njegovom vječnom statusu održivosti. Vi ste borac, ali u vječnoj milosti Božjoj za vječni život i vječnu vjeru.

17. Dan

1. Sedamnaestog dana u mjesecu koncentrirajte se na elemente vanjske stvarnosti, koji vas s vaše točke gledišta uvijek okružuju. To je prostor oko vas, Sunce, Mjesec, poznata zviježđa, i sve što u vašoj predodžbi uvijek postoji. Možete se koncentrirati na bilo koje od tih elemenata, a istovremeno, kao i uvijek, imajte u svijesti željeni događaj radi njegova ostvarenja.

2. sedmeroznamenkasti niz: **1045421**

deveteroznamenkasti niz: **891000111**

3. Pogledajte okom koje vidi sve uskrsnuće svih i svega. I vidjet ćete da je obnova Svijeta ta stvarnost u kojoj živite. I osjetit ćete da se nalazite u vječnom Svijetu. Pođite ovim putem naprijed i vidjet ćete put koji vas poziva. Idite tim putem i vidjet ćete Stvoritelja, koji je vječan, a vi ćete uživati u vječnosti svojoj i ta radost – to je vječnost života i Stvoritelj – to je upravo taj Stvoritelj, koji je stvorio vas, i ljubav je njegova bezgranična, i jednostavnost njegova izražava povjerenje, i on je jednako jednostavan i jasan kao što ste zamišljali, kako ste mislili o njemu ranije, on je jednako dobar i konstruktivan, kao što ste to znali i prije. On je vaš Stvoritelj i on vam daje put. Idite njegovim putem, jer njegov put – to je vaš put.

18. Dan

1. Ovoga dana u mjesecu usredotočite se na nepomične objekte. To može biti zgrada, stol, stablo. Odaberite ono što vam se sviđa. Zatim morate pronaći pojedinačnu bit odabranog objekta, njegovo značenje. Značenje za vas, to jest, morat ćete shvatiti što taj objekt znači za vas. Takva je ova koncentracija. Kod daljnjih opisa vježbi neću isticati da tijekom koncentracije treba u svijesti imati željeni događaj kako biste njime upravljali. To će se, naime, uvijek podrazumijevati.

2. sedmeroznamenkasti niz: **1854212**

deveteroznamenkasti niz: **185321945**

32

3. Možete otići do mjesta gdje su ljudi. Možete ići tamo gdje je događaj. Možete raditi ondje gdje je otpor. A kad ga vidite, otpor postaje jasan, njegova snaga slabi i vi vidite svijet Vječnosti, čak i ako otpor još uvijek postoji. Idite i budite svugdje, gdje god želite. Možete biti bilo gdje. Možete obuhvatiti cijeli svijet blagostanja, i zato se borite s otporom za dobro vječnog života i otpor će propasti, i vidjet ćete svjetlo vječnog života, i prihvatite ga. I tako će se dogoditi zauvijek i u sva vremena.

19. Dan

1. Devetnaestog dana u mjesecu koncentrirate se na pojave vanjske stvarnosti u kojima se nešto što je u početku postojalo kao jedinstvena cjelina pretvorilo u skup pojedinačnih elemenata. Primjer je, recimo, oblak koji se pretvara u kapi kiše ili krošnja stabla koja se pretvara u opalo lišće.

Tijekom koncentracija na ove pojave pokušavate pronaći zakone na temelju kojih se ne bi dopustio takav razvoj događaja. Pronaći takve zakone – to je smisao ove koncentracije.

2. sedmeroznamenkasti niz: **1254312**
deveteroznamenkasti niz: **158431985**

3. Borba duha za svoje istinsko mjesto u Svijetu, kao i borba vaše duše za utjelovljenje Stvoritelja, što dovodi do toga da su vaš intelekt i vaš um pod kontrolom.
Vaša svijest postaje univerzalna i vaš dio svijesti postaje zajednička svijest. Možete postati taj koji jeste. Vaša Vječnost očituje se u vašim

razmišljanjima, vaša razmišljanja postaju Vječnost, vaše misli čine Svijet vječnim, a vi ćete biti ondje gdje jeste, i bit ćete ondje gdje vas nema, i bit ćete uvijek, iako se Svijet sastoji od dijelova vremena, i ondje, gdje ćete biti, dio vremena postat će Svijet i prostor će se ujediniti s Vječnošću, i vrijeme će uzmaknuti i bit ćete u pokretu i bit ćete u vječnom vremenu, i osjetit ćete vječno vrijeme, a to vječno vrijeme doći će k vama. Svaki trenutak vašeg vremena jest vječan. Osjetite Vječnost u svakom trenu, i vidjet ćete da to već imate.

20. Dan

1. Toga dana izvodi se koncentracija u udaljenim područjima svijesti. Vaš zadatak jest pomoći drugim ljudima.

Zamislite da morate nešto objasniti drugoj osobi. Objasniti nešto što ona ne zna ili ne razumije. U stvari, mi već znamo da u stvarnosti svaka osoba ima sve znanje, u njezinoj duši izvorno je sve već ondje. Stoga je vaš cilj da joj pomognete razumjeti informaciju koju već posjeduje. Usput, s time, sa sviješću o već postojećem znanju u duši, povezano je i izvorno razumijevanje.

Probuditi ljude da shvate potrebnu informaciju koja je pohranjena u njihovoj duši najlakše se može obaviti putem udaljenih dijelova njihove svijesti. I dobiti ih je najlakše putem udaljenih dijelova svijesti.

Izvodeći ove vježbe već aktivno sudjelujete u programu spasenja. U tom smislu moram pojasniti da treba biti principijelan u svojoj koncentraciji. Vaša koncentracija treba biti takva da bi upravljanje trebalo dati pozitivan učinak odmah za sve, omogućujući blagotvorni razvoj događaja za sve odjednom, bez obzira na mjesto gdje se drugi ljudi nalaze. Fizički, ljudi mogu biti jako udaljeni od vas, ali oni ipak od vas dobivaju pomoć.

U sažetom obliku ova se vježba može nazvati koncentracijom za univerzalni uspjeh. Imajte u vidu da će se, zahvaljujući vašem radu, razvoj konkretnih situacija za sve odvijati u povoljnom smjeru.

Ako želite, na početku, posebno na početku prakse, moguće je ovom danu pridodati još jednu vježbu.

Možete se koncentrirati na udaljene objekte, poput Sunca, planeta ili zvijezda i zviježđa. Pritom ih ne morate vidjeti prostim okom. Vaš zadatak u ovoj koncentraciji jest potruditi se shvatiti što znače ti objekti u smislu informacije.

2. sedmeroznamenkasti niz: **1538416**
deveteroznamenkasti niz: **891543219**

3. Pogledajte svijet s najviše pozicije vaše svijesti, iz najdublje pozicije vaše duše i s najvišom duhovnom strasti za opću dobrobit, pogledajte Svijet kao da se upravo još stvara i stvorite ga takvim kakav je sada.

Međutim, stvarajući ga takvim kakav je sada, promijenite pritom stanje Svijeta s njegovim manama nabolje, prema stvaranju i vječnom životu. I vidjet ćete da nedostaci uopće nisu nedostaci i nepravilno razumijevanje Svijeta. Pokušajte razumjeti Svijet ispravno, kako vam ga daje Stvoritelj, i vidjet ćete da je Stvoritelj posvuda i ispravnost je svugdje,

35

samo treba napraviti jedan korak naprijed, ne treba ga poricati, i vidjet ćete da se Svijet promijenio. I vidjet ćete da je Svemir postao vaš, i vidjet ćete da je Stvoritelj zadovoljan vama, i vidjet ćete da ste postali stvaratelj i možete stvarati svugdje, uvijek i zauvijek, a vi ste postali pomoćnik Stvoritelja, i vi ste pomoćnik bilo kome drugome, a vi kao sam Stvoritelj stvarate stvoritelja, a ovamo ste došli do točke jedinstva za sve. Ta točka jedinstva svega vaša je duša. Pogledajte je, i vidjet ćete svjetlost života. Ovu svjetlost života stvara vaša duša. Sjaj vaše duše – to je ono što vas zove uvis, daleko i široko – to i jest Svijet. Vi vidite Svijet, jer ga vidi vaša duša. Vidite dušu, jer imate oči duše. Pogledajte sebe sa svih strana, i vidjet ćete ukupno jedinstvo s cijelim Svijetom, s cijelim Svijetom koji postoji svugdje i uvijek. Vaša misao – to je misao Svijeta. Vaše znanje – to je znanje Svijeta. Podijelite znanje života i širite svjetlo svoje duše, i vidjet ćete vječni život u takvom stanju u kakvom se vi u njemu nalazite. Vidjet ćete da je vječni život već odavno s vama, uvijek postoji, uvijek je bio, uvijek će biti. Vječni život – to ste vi sami.

21. Dan

1. Dvadeset prvog dana u mjesecu potrebno je da se koncentrirate na brojčani niz u obrnutom redoslijedu. Konkretni primjer: 16, 15, 14, 13, 12, 11, 10. Brojevi koji se javljaju u tim nizovima brojeva moraju biti u rasponu od 1 do 31 (maksimalan broj dana u mjesecu). Tako vam je na raspolaganju 31 broj. U sastavljanju ovog niza brojeva oslonite se na svoj unutarnji osjećaj.

2. sedmeroznamenkasti niz: **8153517**

deveteroznamenkasti niz: **589148542**

3. Pogledajte kako planinski potok teče niz planinu.

36

Pogledajte kako se snijeg topi. Obratite se u mislima tim slikama ako ste ih promotrili očima. I vidjet ćete da se vaše misli ne razlikuju od vaših očiju. I vidjet ćete da se vaša svijest ne razlikuje od tijela. I vidjet ćete kako vaša duša gradi vaše tijelo. Ne zaboravite ta znanja, prenoseći ih iz sekunde u sekundu, dajući ih drugima i stvarajući iz trenutka Vječnost. Vječno ćete graditi sebe kao da ste bez napora živjeli ranije, i ovo je vječna izgradnja – to i jest vječni život. Na istom principu, također, sagradite oko sebe i ostale objekte, sagradite svjetove. Stvorite radost i posijte pšenicu, napravite kruh, i dajte alate i strojeve, i napravite tako da strojevi budu bezopasni, da ne uništavaju, a vi ćete uvidjeti da živite u ovom Svijetu, i vidjet ćete da je ovo darovano vama i da se Bog očituje u stroju, kao i vaša svijest. Zaustavite stroj ako ugrožava. Izgradite tijelo ako je bolesno, oživite ga ako je netko otišao, ne dopustite odlazak nekog drugog. Vi ste stvaratelj, tvorac, uzimajte, djelujte i idite naprijed u harmoniji sa cijelim Svijetom, u harmoniji sa svim stvorenim, u harmoniji sa svime što će ikada biti stvoreno u svoj beskonačnosti i pojavnosti Svijeta te u harmoniji sa samim sobom.

22. Dan

1. Ovoga dana u mjesecu potrebno vam je koncentrirati se na takve elemente stvarnosti koji se odlikuju beskonačnim ponovnim stvaranjem. Konkretan je primjer pojam Vječnosti ili pojam beskonačnog prostora. Podsjetit ću vas još jednom da razmišljajući, recimo, o Vječnosti, u isto vrijeme trebate izgraditi željeni događaj.

2. sedmeroznamenkasti niz: **8153485**

deveteroznamenkasti niz: **198516789**

3. Vaša duša – to je stvorena struktura, vaša duša – to je obnovljena struktura. Pogledajte kako se stvara vaša duša, pogledajte kako se obnavlja. U činu obnavljanja jest vaša duša, otvorite svoj svijet i pogledajte gdje se obnavljao Stvoritelj, pogledajte mehanizam obnavljanja i ugledat ćete ljubav. Ljubav – to je ono što donosi svjetlost svijetu. Ljubav – to je ono na čemu se gradi svijet. Ljubav – to je ono što postoji uvijek i iskonski. Pogledajte tko je stvorio ljubav, i vidjet ćete sebe samog. Ljubav koja vam pripada – to ste vi koji pripadate ljubavi. Gradite s ljubavlju, gradite s blagostanjem, gradite s velikom radošću univerzalnog života i univerzalne sreće, i možete vidjeti tu radost koju vide svi koji vas okružuju.

Pogledajte radost oko vas i vaše će se srce ispuniti srećom. Budite sretni, budite u harmoniji i ta sreća dovest će do Vječnosti. Pogledajte svojim vječnim očima, pogledajte svojim vječnim tijelom, pogledajte svojim vječnim pogledom rođake svoje i podarite im Vječnost. Pogledajte svojom Vječnošću sve ljude i podarite im Vječnost. Pogledajte svojom Vječnošću cijeli Svijet, čitavo svoje okruženje, i podarite mu Vječnost. I Svijet će procvasti, i bit će cvijet koji cvjeta vječno. I ovaj cvijet bit će vaš Svijet koji je i Svijet svih. I živjet ćete i vaša sreća bit će beskrajna.

23. Dan

1. Dvadeset i trećeg dana u mjesecu treba se koncentrirati na razvoj svih elemenata realnosti u smjeru ostvarenja Božjih zadaća.

2. sedmeroznamenkasti niz: **8154574**
deveteroznamenkasti niz: **581974321**

3. Pogledajte Svijet, što je potrebno u njemu učiniti,

38

pogledajte svoje svakodnevne poslove, shvatite svoje osjećaje i promotrite ih Pogledajte kako su vaši osjećaji povezani s događajima, zašto gledati unaprijed, što vi osjećate, zašto se vaši poslovi odvijaju tako, a ne drugačije. Zašto riječ "drugačije" ne može biti prisutna u Svijetu, jer je svijet jedan i raznolik je u svojoj jedinstvenosti. Zašto riječ "jedinstven" označava raznolikost. Doživite svu prirodu pojava u svojem konkretnom poslu. Promotrite taj posao sa svih strana. Pogledajte svoj organizam i obnovite ga jednim misaonim trenutkom. Pogledajte svoju svijest i učinite je takvom da ona rješava sva vaša pitanja. Pogledajte svoju dušu i vidjet ćete da ondje već odavno sve postoji.

24. Dan

1. Ovog dana u mjesecu tijekom koncentracije potrebno je iz oblika čovjeka dobiti bilo koji drugi objekt. Primjerice, videokasetu, olovku, biljku. Trebate vidjeti iz kakvog se oblika rađa, primjerice, videokaseta. To jest, kako je potrebno shvatiti lik čovjeka kako biste dobili videokasetu.

2. sedmeroznamenkasti niz: **5184325**
deveteroznamenkasti niz: **189543210**

3. Vi ste vidjeli tu stvarnost, došli ste do te realnosti koja je vi. Pogledajte sve dane od prvog do dvadeset četvrtog, i vidjet ćete da je vaša ljubav beskonačna. Pogledajte Svijet kako vi gledate, s ljubavlju, pogledajte osjećaj, kako ga gradite, pogledajte osjećaj kao vječno stvaranje i doći ćete do ljubavi kao do Vječnosti. Vi dolazite k njoj zauvijek, i ostat ćete s njom zauvijek. Stvoritelj, vaš Bog, stvorio vas je da volite. Vi ste

39

tvorevina Božja i vi ljubite. Ljubav – to je život, a život – to je ljubav. Iskazujte ljubav ondje gdje se pojavljujete, iskazujte ljubav na onim mjestima gdje se određujete i određujete unaprijed. Ljubav ne mora biti izražena riječima i ljubav se ne mora izražavati osjećajima, ali vaše djelovanje – to je ljubav, ondje, gdje vi stvarate.

25. Dan

1. Dvadeset petog dana u mjesecu možete se koncentrirati na bilo koje predmete po vlastitu izboru, ali važno je da izvedete nekoliko različitih koncentracija, tako da imate određenu cjelinu. Iz ove cjeline, na temelju analize, možete objediniti razne objekte koncentracije u skupine po bilo kojoj osnovi. Na primjer, kasetofon i kaseta mogu biti u jednoj skupini, jer se međusobno nadopunjuju u ispunjavanju svoje misije.

Magnetofon i prijamnik mogu se objediniti u jednu skupinu, gledajući na njih kao na proizvode elektronike. U jednu skupinu mogu se staviti predmeti istog tipa, recimo, dvije različite knjige. Međutim, ako te iste knjige osmotrimo u smislu njihova sadržaja, njihove tematike, ove knjige mogu biti u različitim skupinama ako je kod sastavljanja skupina kriterij bila tematika. Kao što vidite, ovdje možete imati potpunu slobodu stvaranja.

Možete, primjerice, sjedeći kod kuće, gledati naokolo i za ovu vježbu koncentracije iskoristiti predmete koji vas okružuju.

2. sedmeroznamenkasti niz: **1890000**
deveteroznamenkasti niz: **012459999**

40

3. Dođite na misao o sebi u samome sebi. Uhvatite misli o sebi kao odraz sebe. Pogledajte sebe kao što vidite sve. Pogledajte sebe na način na koji vidite svakoga drugog. Vidite sebe kao što vidite granu stabla, list biljke, jutarnju rosu ili snijeg na prozorskoj dasci. Vidjet ćete to što je pred vama vječno. Vidjet ćete da ste vječni.

26. Dan

1. Ovaj dan u mjesecu učite istovremeno vidjeti cjelinu i njezine dijelove, opće i pojedinačno.

Pretpostavimo da je ispred vas stado krava. Možete vidjeti cijelo stado, a istodobno se možete usredotočiti na bilo koju pojedinu kravu kako biste shvatili kako ona živi, o čemu razmišlja, kako će se razvijati. Ili možete istovremeno gledati mravinjak i jednog mrava.

Ova će vam vježba koncentracije omogućiti kako na prvi pogled vidjeti cjelinu i njezine dijelove, opće i pojedinačno. Ova će vam koncentracija pomoći steći tu sposobnost. Možete odmah na prvi pogled vidjeti i opće i pojedinačno.

2. sedmeroznamenkasti niz: **1584321**
deveteroznamenkasti niz: **485617891**

3. Imajte na umu da se razvijate vječno. Shvatite da je vaš razvoj stalan. Bavite se time što je vječno. Jer svaki je pokret vječan i svaka je stvar personifi - kacija Vječnosti, i svaka osoba je Vječnost i svaka duša je mnoštvo vječnosti. Idite prema vječnostima različitim od jedinstvene

Vječnosti i vidjet ćete da je Vječnost za sve ista. Putem ovoga dođite do razu mijevanja svoje duše, i vidjet ćete da ste stvaratelj onoga što vam je potrebno. Primijenite ovo za stvaranje svake stvari, i vidjet ćete da ste svaku stvar stvorili sami. Primijenite ovo za stvaranje svoga organizma, i shvatit ćete da se vaš organizam uvijek može sam obnoviti. Primijenite ovo za zdravlje drugih, i izliječivši drugog, steći ćete iskustvo i za sebe. Liječenje drugih uvijek je i osobno iskustvo. Obnova svega uvijek je osobno iskustvo. Učinite više dobra, dajte više radosti i sreće, a vi ćete dobiti Vječnost u svoje ruke u obliku konkretnog tehnološkog alata vaše svijesti. Širite svijest na stroge uvjete Vječnosti. Ondje gdje se Vječnost širi, prestignite je, prestignite Vječnost u beskonačnosti i vidjet ćete sebe kao utjelovljenje Stvoritelja. Vi stvarate ondje gdje se Vječnost još uvijek širi, vi ste tvorac Vječnosti, vi kontrolirate Vječnost i Vječnost vam se uvijek podčinjava.

27. Dan

1. Dvadeset sedmog dana u mjesecu trebate ponoviti istu vježbu koncentracije kao i devetoga dana u mjesecu, ali dodajte joj beskonačni razvoj svakog elementa koncentracije.

2. sedmeroznamenkasti niz: **1854342**
deveteroznamenkasti niz: **185431201**

3. Pomognite onima kojima je pomoć potrebna. Pružite pomoć onima koji ne trebaju pomoć. Pomognite sebi ako vam je potrebna pomoć. Osmotrite riječ "pomoć" u široj pojavnosti te dobrotu kao utjelovljenje pomoći. Vi ste dobri i vi pomažete. Viste stvaratelj, ali i vama drugi

pomažu. Svaki čin vašeg stvaranja doprinosi vama. Sve što ste stvorili jest pomoć vama. Imate beskonačan broj pomoćnika, kao što i vi pomažete beskonačnom broju drugih. Vi ste u sveukupnim odnosima sa svima, vi uvijek pomažete svima i svi pomažu vama. U sveopćim odnosima i uzajamnoj potpori dovedite društvo do blagostanja, dajte sreću svima i vidjet ćete sebe u sveopćoj svjetskoj harmoniji sa svima. Gdje je Bog Stvoritelj – to je sve što je stvoreno oko vas, to je sve što ste stvorili i utjelovljenje Boga u svemu stvorenom oko vas. I utjelovljenje Boga kao stvoritelja vašega očitovat će se u vašoj duši istinskim razumijevanjem Svijeta u samo-razvoju, već nakon primitka beskonačnosti života. Beskonačnost života jest beskonačnost Stvoritelja. Da biste bili beskonačno živi, morate biti onaj koji beskonačno stvara. Kako biste mogli beskonačno stvarati, ne treba ništa raditi, jer smo stvoreni za vječnost kako bismo mogli beskrajno stvarati. Možete učiniti tako da svaka vaša misao, svaki vaš pokret, svako vaše djelovanje stvaraju Vječnost.

28. Dan

1. Ovog dana u mjesecu trebate izvršiti istu koncentraciju kao i osmog dana u mjesecu, ali s jednom bitnom razlikom. Radi se o sljedećem. Vjerojatno ste primijetili da smo u prethodnom danu, dvadeset sedmom, kod određivanja vrste koncentracije zbrojili brojeve 2 i 7, 2 + 7 = 9. U ovom slučaju situacija je drugačija. Broj 28 sastoji se od dva broja: 2 i 8. No, ovaj put broj 28 treba shvatiti tako da se dva pomnoži s osam. Nemojte zbrojiti 2 i 8, već pomnožiti. To jest, osmica se udvostručuje. Zato se ovog dana i ponavlja program osmog dana. No, to ponavljanje ne bi trebalo biti doslovno, ono ne bi trebalo biti točna preslika prethodnog rada. Nešto trebate promijeniti. I prva stvar je mijenjati nešto

43

u sebi. Primjerice, promijenite nešto u vašoj viziji ove koncentracije. Izvodeći je prema staroj shemi, trebate ipak vidjeti u njoj nešto novo, pogledati je s druge strane. Vaše razumijevanje, kao i vaša percepcija ove koncentracije, treba se stalno proširivati i produbljivati. To je kreativni proces. To pridonosi vašem razvoju.

2. sedmeroznamenkasti niz: **1854512**
deveteroznamenkasti niz: **195814210**

3. Pogledajte sebe tako kako gledate cijeli Svijet odjednom. Pogledajte Stvoritelja tako kako Stvoritelj gleda vas, i steknite razumijevanje o tome što Stvoritelj želi od vas.

Pogledajte njegov pogled i vidjet ćete njegov pogled. Vidjet ćete da je pogled Stvoritelja usmjeren također na udaljene pojave u Svijetu, i vaš je zadatak upravljati ovim pojavama. Trebali biste sve pojave u Svijetu učiniti harmoničnima. To i jest vaša istinska zadaća. Morate rađati i stvarati svjetove koji će uvijek biti harmonični. Ovo je vaš pravi zadatak od trenutka kad ste stvoreni. Jer on, Stvoritelj, već je stvorio, jer on, Stvoritelj, već je učinio, i vaš je posao ići ovim putem, jer ste stvoreni na sliku i priliku Stvoritelja. Stvoritelj se sam stvorio, ali on je stvorio i vas. Stvarajte se sami i stvarajte druge. Stvarajte sve druge i dajte svima opću dobrobit, a vi ćete imati Svijet koji je stvoren za vas i za sve, i za Stvoritelja. Stvarajte za Stvoritelja, jer on je stvorio. Stvarajte za Stvoritelja, jer on je sve stvorio. I zato sve što stvarate, uvijek stvarate za Stvoritelja.

29. Dan

1. Dvadeset devetog dana u mjesecu učinite generaliziranu koncentraciju. Ovog dana trebate pogledati sve koncentracije tog mjeseca, od prvog do dvadeset osmog dana, i prihvatiti njihove impulse. Ovo je važno. Put kojim ste prošli u mjesec dana obuhvaćate jednim jedinstvenim trenutkom percepcije.

U tom slučaju morate napraviti određenu analizu vašeg rada. Ovog dana kao da stvarate platformu za sljedeći mjesec.

Možete sve što ste učinili predstaviti u obliku određene sfere i staviti je na beskonačnu liniju, čiji početni dio uključuje i sljedeći mjesec. Na taj ćete način stvoriti platformu ne samo za sljedeći mjesec, već i za vaš daljnji beskonačni razvoj.

2. sedmeroznamenkasti niz: **1852142**
deveteroznamenkasti niz: **512942180**

3. Pogledajte Svijet svojim očima. Pogledajte Svijet svim svojim osjetilima. Pogledajte Svijet svim svojim stanicama. Pogledajte Svijet čitavim svojim organizmom i svime čime možete vidjeti, svime što vi jeste. Pogledajte Svijet i samog sebe i unutar sebe. Pogledajte svijet s razumijevanjem da je to svijet oko vas i da vas on obuhvaća. Pogledajte stvarnost koja daje život. Pogledajte stvarnost, takvu koja daje Vječnost. I vidjet ćete da gdje god pogledali, postoji samo ova stvarnost, koja daje život i daje Vječnost. A tvorac ove stvarnosti jest Bog. I Bog koji je stvorio ovu realnost, stvorio je život vječni, i on vidi vas i način na koji vi vidite sebe, a on vas vidi tako kako ne možete vidjeti sebe, i on je vaš stvoritelj. On je Bog.

30. Dan

1. Ovog dana učinite prvu koncentraciju na izgrađenoj platformi. Ova koncentracija osigurava temelj vašeg rada u narednih mjesec dana.

Trebate se koncentrirati na harmoniju Svijeta. Trebali biste je vidjeti, pronaći, radovati joj se, diviti joj se. I pritom se čudite kako je Stvoritelj mogao stvoriti sve tako savršeno. To jest, divite se harmoniji Svijeta kao posljedici savršenstva Stvoritelja.

2. sedmeroznamenkasti broj: **1852143**
deveteroznamenkasti broj: **185219351**
3. Princip na kojem gradite sve prethodne dane. Taj dan može biti ključan, jer veljača ima 29 ili 28 dana, pa ovaj princip na trideseti dan prelazi na prvi ili drugi dan ožujka. I ovo ujedinjenje pokazuje vječni ciklus života. Potražite Vječnost u svim vašim prethodnim harmonizacijama. Pronađite ovu Vječnost u ovom jednostavnom primjeru, jer jedan mjesec ima 30 dana, drugi mjesec, veljača, 29 ili 28 dana, i samo u mjesecu veljači imamo zajedničko jedinstvo znamenaka broja 30 s brojevima 1 ili 2. I jedinstvo brojeva, različitih po prirodi i podrijetlu, govori o jedinstvu i zajedničkoj prirodi svih. Pronađite opću prirodu u svemu, u svakom elementu informacije, i pronađite opću prirodu ondje gdje nije vidljiva odmah, i nađite je ondje gdje je javna, i nađite je ondje gdje je vidljiva odjednom. I vidjet ćete, i shvatit ćete, i osjetit ćete, i vi ćete se produhoviti.

46

31. Dan

1. Trideset prvog dana u mjesecu usredotočite se na zasebna područja svakog pojedinog opsega.

Pretpostavimo, na primjer, da na određenom zemljištu raste stablo. Svjesni ste da je ispod njega tlo, a iznad njega i na objema stranama zrak. Sva ta različita područja ujedinjuju se u vašoj svijesti kako biste u svemu mogli vidjeti vječnu reprodukciju života. Život je vječan. Trebate to shvatiti. Imajte to na umu, promatrajući svijet oko nas, osjećajući ga, rastvarajući se u njemu. Svijest o ovoj Istini doći će do vas: DA, ŽIVOT JE VJEČAN!

2. sedmeroznamenkasti niz: **1532106**
deveteroznamenkasti niz: **185214321**

3. Koncentrirajte se na taj dan u samom sebi. Vi ste apsolutno i potpuno zdravi, i svi oko vas su zdravi. A Svijet je vječan. I svi događaji podliježu stvaranju. I možete uvijek vidjeti sve samo u pozitivnom svjetlu. I sve u okolini uvijek je povoljno.

Za ove vježbe želim dati još jednu primjedbu. Još jednom ponavljam da vi sami morate odrediti broj koncentracija i njihovo trajanje. Također, samostalno morate odlučiti koji je rezultat trenutačno najvažniji za vas, čemu trebate težiti prije svega. Ako želite dobiti određeni rezultat u bilo kojem roku, onda to vrijeme stavite u ciljeve i postižite ga koncentracijom.

Zapamtite da su ovo kreativne vježbe. One vas razvijaju. Preko ovih koncentracija rast ćete duhovno, i to će vam zauzvrat pomoći da sve ove vježbe koncentracije učinite na višoj razini koja će Vam pružiti još veći razvoj, i tako dalje. Ovaj proces je beskrajan. Uskoro ćete otkriti da se vaš život počeo mijenjati na bolje, iako, da budemo precizniji, moram reći da ste ga sami počeli činiti takvim, tako da ćete postupno početi sami upravljati svojim životom.

Ove vježbe doprinose razvoju svijesti i događaja u vašem životu u povoljnom smjeru, postizanju punovrijednog zdravlja i uspostavljanju harmonije s pulsom Svemira.

Grabovoi Grigori Petrovič

METODE KONCENTRACIJE